KOMPLETTE ENTGIFTUNG MIT VITAMINEN

ERHÖHEN SIE IHRE GESUNDHEIT MIT WASSER- UND FETTLÖSLICHEN VITAMINEN, VERBESSERN SIE IHRE HAUT, IHR HAAR, IHRE NÄGEL UND IHR AUSSEHEN

Jessy M. Brown

Inhaltsverzeichnis

Einführung

Vitamine sind essentielle Nährstoffe, die Teil eines notwendigen Prozesses sind, der hilft, Energie aus den Lebensmitteln in ihrer Zusammensetzung freizusetzen und aus den Lebensmitteln, die verbraucht werden, um Haut, Nerven und rote Blutkörperchen in einem konstanten Verjüngungsmodus zu halten.

Die beiden Arten von Vitamingruppen würden als fettlösliche Vitamine und wasserlösliche Vitamine eingestuft. Die fettlöslichen Vitamine sind die Vitamine A, D, E und K und alle sind im Allgemeinen im Fettgehalt von Lebensmitteln enthalten. Quellen dafür sind auch Lebensmittel wie Pflanzenöle, Nüsse, Eigelb, Fischöl, Vollkorn und intensiv grünes Blattgemüse.

Wasserlösliche Vitamine kommen in

Form von Vitamin B, C und B-Komplexen vor. Es enthält Elemente wie Thiamin, Riboflavin, Niacin, Folsäure, Biotin und Pantothensäure, die der Körper benötigt, um spezifische Funktionen auszuführen, um eine optimale Funktion aller Körpersysteme zu gewährleisten.

Alle diese lebenswichtigen Inhaltsstoffe, die der Körper aus der täglichen Ernährung benötigt und nicht erhalten kann, können durch die Einnahme der entsprechenden Kombinationen und Mengen an Multivitaminen und Mineralstoffpräparaten gewonnen werden. Allerdings sollte bei der Einnahme dieser Vitamine und Mineralien Vorsicht walten gelassen werden, da einige von ihnen nicht gut zusammenwirken und für einige Körpersysteme sie am Ende gespeichert werden und schließlich toxische Bedingungen verursachen können. Dies gilt insbesondere, weil gleichzeitig andere Medikamente eingenommen werden.

Vitaminmangel

Die Vitaminzufuhr hat noch nicht das Ideal erreicht, bei dem jeder den täglichen Bedarf des Körpers regelmäßig decken kann. Einige der Gründe dafür sind die hohen Kosten für Nahrungsergänzungsmittel und Mineralien, unangemessene Ernährungspläne, der Mangel an nahrhafter Nahrungsaufnahme, die mangelnde Verfügbarkeit von frischen Nahrungsmitteln wie frischem Gemüse und Obst und natürlich die Wahl ungesunder Lebensmittel, die immer im Konsum vorherrschen.

> ➢ *Die Risiken*

Vitaminmangel kann zu einer Vielzahl von Krankheiten und auch zu einem Mangel an optimalen Körperfunktionen führen. Diese lassen sich deutlich an der

Unfähigkeit der Person erkennen, täglich mit mentaler Schärfe und der präzisen und präzisen Ausführung von Funktionen sowie an häufigen Müdigkeitsfällen zu arbeiten.

Die Hochrisikogruppen, die am ehesten an Vitaminmangel leiden, sind ältere Menschen, Jugendliche, junge oder schwangere und stillende Frauen, Alkoholiker, Zigarettenraucher, Vegetarier, Menschen auf nüchternen Magen oder in diätetischen Interventionen, Menschen, die Abführmittel missbrauchen, Anwender von Verhütungsmitteln und Analgetika und anderen Medikamenten für chronische Krankheiten sowie Menschen mit spezifischen Erkrankungen des Magen-Darm-Traktes.

Neben diesen Menschen, die einen hektischen Lebensstil haben oder nur sehr wenig körperliche Aktivität im Tagesablauf haben, werden sie auch eine weitere Gruppe sein, die höchstwahrscheinlich an

Vitaminmangel leiden wird.

Einige der ausgeprägtesten Mängel, wie z.B. der Vitamin-A-Mangel, sind bekanntlich die Hauptursache für vermeidbare Blindheit, Krankheiten und schwere Infektionen bei Kindern. Ein Mangel an Vitamin D in der Ernährung kann zu empfindlichen Knochen führen, da dieses Vitamin für die Knochenbildung und das Wachstum unerlässlich ist.

Die Nahrungsergänzung mit Vitamin E wird eine wichtige Rolle bei der Unterstützung des Hirnwachstums und der kardiovaskulären und respiratorischen Funktionen spielen. Der Mangel an Vitamin B ist auch schädlich für die allgemeine Gesundheit des Körpers, da es das Hauptelement bei der Herstellung von roten Blutkörperchen ist, das das Nervensystem effizient funktioniert.

Welche Arten von Vitaminen gibt es?

Die Deckung des gesamten Nährstoffbedarfs des Körpers kann durch tägliche oder regulierte Vitaminzufuhr erfolgen. Es gibt zwei grundlegende Kategorien von Vitaminen, die wasserlöslich und fettlöslich sind.

Die wasserlöslichen Vitamine wären die Vitamine B und C, während die fettlöslichen Vitamine die Vitamine A, D, E und K wären. Wasserlösliche Vitamine würden regelmäßig aus dem Körpersystem ausgeschieden, daher ist es notwendig, tägliche Dosen dieser Art von Gruppe zu konsumieren.

Fettlösliche Vitamine werden oft im Fettgewebe des Körpers gespeichert, daher müssen sie verwendet werden, um unnötige Retentionen zu vermeiden, die negative medizinische Komplikationen verursachen könnten.

> ## *Arten von Vitaminen*

Im Folgenden finden Sie eine Liste der wichtigsten Vitamine, die häufig empfohlen und konsumiert werden:

Vitamin A - dies spielt eine Rolle bei der Verbesserung des Sehvermögens und der Erhaltung gesunder Haut. Er kann aus Eiern, Milch, Aprikosen, Spinat und Süßkartoffeln gewonnen werden.

Vitamin B - Dieses spezielle Vitamin hat andere Abbauabschnitte, einschließlich B1, B2, B6, B12, Niacin, Folsäure, Biotin und Pantothensäure.

Sie erzeugen die Energie, die der Körper für die täglichen Funktionen benötigt, und beteiligen sich auch aktiv an der Produktion von roten Blutkörperchen, die Sauerstoff durch das Körpersystem transportieren.

Diese können aus Weizen, Hafer, Fisch,

Schalentieren, Blattgemüse, Milch, Joghurt, Bohnen und Erbsen stammen.

Vitamin C - dieses Vitamin hilft, Zahnfleisch und Muskeln zu stärken, während es gleichzeitig hilft, Wunden zu heilen und Infektionen zu überwinden. Die Hauptquelle sind Tomaten, Kohlköpfe, Brokkoli und Erdbeeren.

Vitamin D - stärkt Knochen und Zähne und hilft auch bei der Aufnahme von Kalzium. Es kommt in Fisch, Eigelb, Milch und einigen anderen Milchprodukten vor.

Vitamin E - kümmert sich um die Lungenfunktionen und hilft auch bei der Bildung von roten Blutkörperchen. Er kommt in Nüssen, grünen Blättern, Hafer, Weizen und Milch vor.

Vitamine in der Nahrung

Obwohl natürliche Lebensmittel reich an einer Vielzahl von Vitaminen sind, ist zu beachten, dass viele dieser Vitamine durch Lagerung, Kochen und Handhabung verloren gehen.

Daher ist es wichtig, sorgfältig auf natürliche Lebensmittel zu achten, damit die Integrität des Produkts erhalten bleibt. Einige Vitamine sollten nicht zusammen mit anderen Medikamenten eingenommen werden, und einige Vitamin-Kombinationen sind auch nicht ausreichend.

Für beste Ergebnisse sollte ein Arzt konsultiert werden, damit eine geeignete Kombination zusammengestellt werden kann, die den Bedürfnissen und Wünschen der Person entspricht.

> *Quellen*

Im Folgenden finden Sie eine allgemeine Zusammenfassung der verschiedenen Nahrungsquellen der gängigsten Vitamine:

Vitamin A - Rinderleber, fetter Fisch, Milch, Eigelb und Käse.

Vitamin C - Orangen, Rosenkohl, Erdbeeren, Brokkoli, Grünkohl.

Vitamin D - Dosen-Sardinen, Makrele, Hering, Garnelen, stärkt die Milch.

Beta-Carotin - Pfirsiche, Süßkartoffeln, Karotten, Spinat, Eichelkürbis.

Vitamin E - Weizenkeimöl, Safloröl, Sonnenblumenöl, Spinat, Weizenkeime, also Eier und Hafer.

Vitamin K - Rübengrün, Brokkoli, Kohl, Spinat und Rinderleber.

Vitamin B1 (Thiamin) - Weizenkeime, Schinken, Rinderleber, Erdnüsse, grüne Erbsen, Schweinefleisch und Vollkornreis.

Vitamin B2 (Riboflavin) - Rinderleber, Milch, Joghurt, Avocados, Grünkohl und

Hefe.

Vitamin B3 (Niacin) - Huhn, Lachs, Rindfleisch, Erdnussbutter, Kartoffeln, Sonnenblumenkerne und Pflaumen.

Vitamin B% (Pantothensäure) - Rinderleber, Eier, Avocados, Pilze, Milch, Nüsse und grünes Gemüse.

Vitamin B6 (Pyridoxin) - Bananen, Avocados, Rindfleisch, Huhn, Fisch, Samen und Kohl.

Vitamin B12 (Cobalamin) - Rinderleber, Muscheln, Thunfisch, Joghurt, Milch, Käse und Eier.

Folsäure (Vitamin BC) - Rinderleber, Spinat, Orangensaft, Römersalat, Rüben, Karotten, Eigelb, Avocados und Aprikosen.

Biotin - Rinderleber, Mandeln, Erdnussbutter, Eier, Haferkleie, unpolierter Reis, Fleisch und Milchprodukte.

Wie wählt man die richtigen Vitamine aus?

Selbst der umfassendste Ernährungsplan deckt oft nicht den gesamten täglichen Bedarf an Nährstoffen für alle, vom Kind bis zum Erwachsenen. Einige der Gründe für diese Ungleichgewichte sind zum Beispiel unzureichende Ernährungspläne, übermäßiger Verzehr von Fast und Convenience-Produkten und die Tatsache, dass es nicht genügend Obst und Gemüse gibt, um einen prominenten Platz in der täglichen Ernährung einzunehmen.

Hier kann die Ernährungsunterstützung von Vitaminen hilfreich sein. Es wäre jedoch verrückt, es anzunehmen, und alle Vitamine sind für alle gleichermaßen geeignet.

Einige Überlegungen müssen angestellt werden, wie z.B. Lebensstil, Verfügbarkeit von Naturprodukten, individuelle Gesundheitsprobleme und andere Faktoren, die eine dominante Rolle bei der Entscheidung über das richtige Vitamin spielen.

> ➢ *Die Auswahl*

Fast alle medizinischen Experten glauben immer noch, dass die beste Quelle für Vitamine immer noch natürliche Lebensmittel sind, aber aus einer Vielzahl von Gründen ist es nicht immer möglich, den täglichen Bedarf durch diese einzige Quelle zu decken, also die Notwendigkeit, ein Gleichgewicht mit dem Zusatz von Vitaminen in der täglichen Ernährung herzustellen.

Die meisten Experten befürworten den Verzehr einer täglichen Dosis Multivitamine, die in der Regel ausreicht, um einen Mangel angemessen zu behandeln, wenn der Einzelne bereits einen ziemlich gesunden Ernährungsplan hat.

Wenn die Person jedoch bereits ein anderes Medikament zur Behandlung anderer Krankheiten einnimmt, ist es möglicherweise keine geeignete Option. Einige Vitamine reagieren nicht gut auf bestimmte Medikamente, und dies sollte sorgfältig bedacht werden, um Nebenwirkungen für das Körpersystem zu vermeiden, während der Einnahme von beiden, ohne einen Arzt zu konsultieren.

Stillende Frauen und Schwangere benötigen eine ganze Reihe weiterer Vitamine, um Defizite aufgrund der Bedingungen, unter denen sie sich befinden, auszugleichen. Auch die älteren Menschen benötigen möglicherweise eine höhere Dosis an Vitaminen oder eine andere Sorte als die jüngeren, da ältere Menschen dazu neigen, weniger zu essen und ihre tägliche Ernährung in der Regel nicht alle notwendigen Vitamine enthält, die der Körper benötigt.

Vitamine für Babys..... Ist es sicher?

Es ist seit langem bekannt, dass die meisten gestillten Babys tatsächlich eine vollständige, gesunde und ausgewogene Ernährung haben und dass sich die Eltern keine Sorgen um Nahrungsmangel machen müssen.

In den letzten Jahren haben Untersuchungen jedoch gezeigt, dass viele schwangere und stillende Frauen keinen vollständigen und gesunden Ernährungsplan für sich selbst befolgen, was wiederum die allgemeine Gesundheit des Babys beeinflusst.

In einigen Fällen kann es notwendig sein, einen Kinderdiätplan mit speziell identifizierten Vitaminen zu ergänzen. Unter keinen Umständen sollte ein Baby ohne die Zustimmung eines erfahrenen

Arztes rezeptfreie Vitamine erhalten.

> ### *Für das Baby*

Einige Babys können Vitamin D-Ergänzungen benötigen, wenn ihre tägliche Milchaufnahme weniger als 32 Unzen Formel- oder Muttermilch beträgt, obwohl es etwas schwieriger sein kann, die verbrauchte Milchmenge zu messen, wenn sie nicht in einer Flasche ausgedrückt wird.......

Frühgeborene und Babys, die mit medizinischen Problemen geboren wurden, benötigen möglicherweise die Hilfe von Vitaminpräparaten, um zu helfen, gesund zu bleiben und entsprechend zu wachsen.

Dies gilt auch für die Mutter, die bereits zuvor medizinische Probleme hatte, so dass sie dem Fötus möglicherweise nicht alle vollständigen und notwendigen Vitamine zur Verfügung stellen kann, wenn sie das Kind zur Welt bringt.

Einige Mütter, die während der Schwangerschaft eine vegetarische Ernährung einhalten, müssen möglicherweise auch eine Form von Vitaminpräparat für das Baby in Betracht ziehen, irgendwann nach den ersten 6 Lebensmonaten des Babys.

Einige beliebte Empfehlungen, die Ärzte für Babys empfehlen können, beinhalten eine Ergänzung mit Eisen, Vitamin D, Vitamin B12 und DHA, das eine wichtige Omega-3-Ergänzung ist.

Allerdings sollte keiner von ihnen ohne die ausdrückliche Empfehlung eines Arztes in die Ernährung eines Babys aufgenommen werden, dennoch sollte er erst nach einer gründlichen medizinischen Untersuchung erfolgen.....

Vitamine für Erwachsene

Die meisten Erwachsenen sind heute nicht in der Lage, den vollen Nährstoffbedarf ihres täglichen Ernährungsplans aus einer Vielzahl von Gründen zu decken. Selbst wenn die gesündesten Lebensmittel täglich zubereitet und konsumiert werden, bedeutet dies nicht unbedingt, dass die optimale Nahrungsaufnahme erreicht wird.

Dies kann darauf zurückzuführen sein, dass einige Anbau- und Konservierungsmethoden, ja sogar Koch- oder Zubereitungsmethoden, zu den negativen Auswirkungen auf die Integrität des natürlichen Lebensmittels selbst beitragen, so dass, wenn es zum Verzehr bereit ist, der größte Teil des Wertes seines ursprünglichen Inhalts verloren gegangen ist.

Der Lebensstil beeinflusst auch den Nährstoffbedarf des Körpers, so dass erst nach Berücksichtigung all dieser Faktoren die ideale Ergänzung gewählt werden kann.

> ### *Für Erwachsene*

Im Idealfall sollte die tägliche Ernährung alle Lebensmittelgruppen enthalten, wie z.B. Obstgruppen, Gemüsegruppen, Nuss- und Getreidequellen, Fleisch- und Eiweißquellen sowie Hülsenfrüchtegruppen. Aus dem einen oder anderen Grund ist es jedoch fast immer unmöglich, eine ausgewogene Ernährung mit all diesen Gruppen täglich zu schaffen.

Die Entscheidung, Vitamindosen als Ersatz für eine ausreichende Nahrungsaufnahme einzunehmen, ist ebenfalls nicht in Betracht zu ziehen, da dies für den täglichen Bedarf des Körpers definitiv nicht ausreichend ist.

Alle Erwachsenen sollten alle folgenden

Vitamine in ihren täglichen Ernährungsplänen enthalten haben:

Vitamin A - für die tägliche Zellvermehrung und optimale Immunbedingungen zur Krankheitsbekämpfung. Dies ist auch für die Bildung einiger Hormone notwendig, hilft beim Sehen und Knochenwachstum und erhält die Gesundheit von Haut, Haar und Schleimhäuten.

Vitamin B - das ist für die Produktion und Aufrechterhaltung des Energieniveaus, die Umwandlung von Kohlenhydraten in Energiequellen, die optimale Funktion des Herzmuskels und des Nervensystems.

Vitamin B2 - wichtig für das Wachstum und die Fortpflanzungsfähigkeit des Körpers, zusammen mit dem Wachstum der roten Blutkörperchen und der Freisetzung von Energie aus Kohlenhydraten.

Vitamine für ältere Menschen

Für die ältere Person kann die Erstellung und Aufrechterhaltung eines idealen Ernährungsplans für diese Altersgruppe eine Herausforderung sein. Denn es gibt viele verbindende Faktoren, die das Wohlbefinden der Menschen in dieser Altersgruppe bestimmen.

Zu diesen Faktoren können der Einsatz von Medikamenten bei bestimmten Krankheiten, mangelnde Energie oder das Interesse an der Zubereitung nahrhafter Mahlzeiten, insbesondere wenn sie für den Verzehr durch eine einzelne Person bestimmt sind, der fehlende Zugang zum Kauf von Frischprodukten und finanzielle Beschränkungen gehören.

Es sollte jedoch ernsthaft darüber nachgedacht werden, sicherzustellen, dass die ältere Menschengruppe versucht, einen ausgewogenen und nahrhaften Ernährungsplan zu befolgen. Dies kann mit Hilfe von Vitaminen geschehen, um alle Mängel, die im Ernährungsplan oder im medizinischen Make-up der Person festgestellt werden, zu ergänzen.

> ### *Für ältere Menschen*

Im Folgenden sind einige der Vitamine aufgeführt, die idealerweise für den Verzehr durch diese Altersgruppe in Betracht gezogen werden sollten:

Vitamin D - dieses Vitamin hilft dem Körper, Kalzium aufzunehmen, da diese Altersgruppe anfälliger für Osteoporose ist. Dieses Vitamin hilft auch im Kampf gegen die meisten Herzerkrankungen, was etwas ist, wofür diese Altersgruppe anfällig ist.

Alle Arten von Vitamin B - die ältere Gruppe hat oft Schwierigkeiten, ihre eigene Magensäure zu bilden, die unerlässlich ist, um helfen zu können, bestimmte Lebensmittel in Elemente zu verwandeln, die der Körper nutzen kann.

Zusätzlich zur Hilfe in diesem Bereich hilft es auch, das Gehirn in einem optimalen Zustand zu halten, so dass Gedächtnisverlust und andere hirnverlustbehaftete Krankheiten in Schach gehalten werden.

Vitamin K - dies ist besonders nützlich, um den Ausbruch der Alzheimer-Krankheit zu bekämpfen. Es hilft auch, das Blutgerinnsel effektiver zu bekämpfen, da die meisten älteren Menschen bestätigen, dass sie erhebliche Probleme bei der Blutungskontrolle haben. In einigen Fällen wurde auch beobachtet, dass dieses Vitamin zur Verbesserung der Opteoporosebedingungen beitragen kann.

Achten Sie auf die Vitaminüberdosierung!

Es gibt viele Gründe, warum Menschen dazu neigen, eine Vitaminüberdosis zu nehmen, und in einigen Fällen erkennen sie diesen Zustand nicht einmal, bis bei einer medizinischen Untersuchung auftritt, dass er durch eine Krankheit verursacht wird. Die Überdosierung kann auf eine Reihe von Gründen zurückzuführen sein und die meisten sind einfach, weil die Person unvorsichtig oder falsch informiert ist.

Die Einnahme von Vitaminpräparaten ohne angemessene ärztliche Aufsicht wird ebenfalls nicht empfohlen, da einige Vitamine nicht gut auf andere Medikamente reagieren, die der Einzelne bei bestimmten Erkrankungen einnimmt.

Die Einnahme dieser Vitaminpräparate

kann dazu führen, dass andere Medikamente bei der Behandlung der Krankheit, für die die Behandlung verschrieben wurde, mutieren oder zumindest wirkungslos werden.

Dies könnte natürlich zu einer sehr gefährlichen Situation für den Einzelnen führen. Es gibt auch einige Vitamine, die dafür bekannt sind, die Auswirkungen anderer Vitamine zu beseitigen, wenn sie zusammen eingenommen werden. Die Einhaltung der vorgeschriebenen Dosierung auf der Verpackung ist ebenfalls sehr wichtig, so dass jede Abweichung zu einer Überdosierung führen kann, insbesondere wenn sie extra eingenommen wird, nur um verpasste Sitzungen auszugleichen.

Eine weitere Möglichkeit, um sicherzustellen, dass eine Person wahrscheinlich keine Überdosis an Vitaminen erhält, besteht darin, regelmäßige Bluttests durchzuführen, da alle negativen Elemente in den Berichten über die Überreste deutlich sichtbar sind.

Fazit

Abschluss der Sitzung

Die Einnahme von Vitaminpräparaten,
nur weil es das Richtige ist, ist kein
ausreichender Grund, mit diesem
Regiment zu beginnen. Auch die
Einnahme von Vitaminen ohne Rücksicht
auf den allgemeinen Lebensstil des
Einzelnen ist keine gute Idee.

Für einige, die Vitaminpräparate
einnehmen, geschieht dies anstelle einer
angemessenen Nahrungsaufnahme, und
das ist auch nicht umsichtig. Alle diese
Szenarien können und werden in der
Regel dazu führen, dass der Körper das
Vitamin nicht schnell genug aufnehmen
und so für mögliche negative medizinische
Komplikationen aufbewahren kann oder
dass es verschwendet wird, da es einfach
aus dem Körpersystem entfernt wird,

ohne es zu verwenden.....

Ich hoffe, du bist jetzt auf dem Weg zu einem besseren Verständnis von Vitaminen.

Jetzt ja, ich wünsche dir das Beste für deine Ergebnisse, und denk daran, alles ist praktisch; Theorie ohne Handeln nützt dir nichts. Es bringt alles, was man lernt, in das wirkliche Leben.

Eine große Umarmung, deine Freundin, Jessy!

Übrigens, wenn Sie Ihre Ergebnisse nach und nach erreichen, empfehle ich Ihnen sehr, wenn Sie viel mehr über Methoden zum Abnehmen erfahren möchten, mein Buch "HOW TO DO A COMPLETE NATURAL DEINTOXICATION" ist ein Buch, das Ihnen sicherlich auf dem Weg zu "guter Gesundheit" viel helfen wird. Sie können es ohne weiteres in der Amazon-Suchmaschine finden, wie: "How to do a complete natural detox" oder nach meinem Namen suchen, wie: "Jessy M.

Brown"..... Ich wünsche Ihnen noch
einmal viel Erfolg bei Ihren Ergebnissen!

www.ingramcontent.com/pod-product-compliance
Lightning Source LLC
Chambersburg PA
CBHW072027280526
45788CB00007B/2707